# SOCIÉTÉ CENTRALE DE MÉDECINE VÉTÉRINAIRE

## SÉANCE DU 12 AVRIL 1877

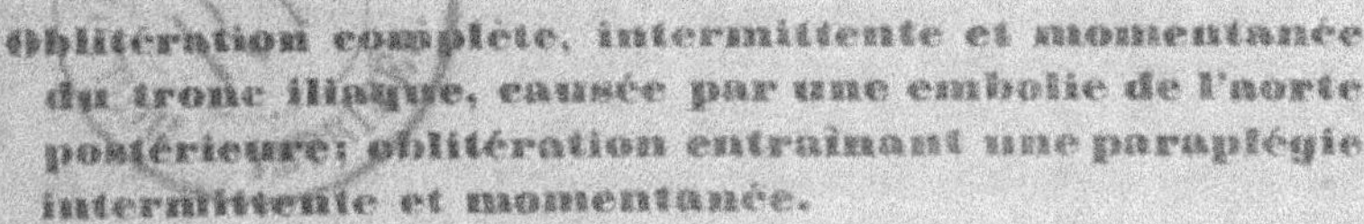

**Oblitération complète, intermittente et momentanée du tronc iliaque, causée par une embolie de l'aorte postérieure; oblitération entraînant une paraplégie intermittente et momentanée.**

Par M. SALLE,

Membre correspondant; vétérinaire en premier au 1er cuirassiers.

### I. — CONSIDÉRATIONS SUR L'ARTÉRITE ET L'EMBOLIE.

En 1846, M. A. Goubaux a publié, dans le *Recueil de médecine vétérinaire*, un très-remarquable Mémoire sur les conséquences de l'obstruction d'une artère par un caillot consécutif à une inflammation du vaisseau; mais dans ce travail pratique il n'est pas question de l'obstruction artérielle ou veineuse par un caillot dit *embolie*.

Le dictionnaire de MM. H. Bouley et Reynal, à l'article *Artérite*, ne parle pas non plus de l'embolie. Dans le *Traité de pathologie vétérinaire*, publié en 1868, par M. le professeur Lafosse, on lit ce qui suit, à propos des caillots artériels : «.... Ces caillots, en se détachant en totalité ou en partie, ne « pourraient-ils pas être entraînés par le sang vers les organes et constituer « ainsi des sortes d'*embolies*, corps libres dans le système artériel, produisant « parfois des accidents graves, signalés, il y a quelques années, chez l'homme, « mais *dont on n'a pas encore recueilli d'exemple chez les animaux?* »

En 1867, M. A. Clavé soutenait, devant le jury de l'École vétérinaire de Toulouse, une thèse sur *les embolies* dont il trace l'étude historique d'après les documents recueillis en médecine humaine; il nous apprend qu'en 1827 M. Legroux, professeur à l'École de médecine de Paris, résolvait le problème des embolies; cependant cette théorie fut vivement controversée : elle eut ses adeptes et ses contradicteurs, ainsi qu'il en est pour toutes les idées neuves.

Mais, en 1852, Virchow, professeur à la Faculté de Berlin, posa victorieusement les bases de la théorie sur l'embolie dont il expliqua la nature et dont il démontra le mécanisme.

Depuis lors, cet état morbide fut chaque jour mieux observé et mieux connu ; aussi, pour mettre nos confrères au courant des progrès du jour sur ce point si intéressant de la pathologie interne, allons-nous emprunter à M. le professeur C. Follin quelques données sur l'*artérite*, et à M. le professeur S. Jaccoud l'expression des connaissances médicales actuelles sur l'*embolie*, processus morbide de maladies si fatalement incurables.

Cette analyse sommaire et technique servira de base scientifique à la relation qui va suivre.

Mais, auparavant, revenons encore à la médecine vétérinaire qui, reconnaissons-le, n'a que peu ou pas parlé de l'embolie ; en effet, 1868, elle n'était admise chez les animaux qu'à l'*état de doute*, par M. Lafosse. La thèse de M. Clavé n'est qu'une compilation bien exposée, mais ne renfermant aucun cas observé sur les animaux. Ce n'est que dans le tome I, 1874, du Dictionnaire de d'Arboval, continué par notre collègue, M. Zundel, que l'on trouve, d'après les données de la pathologie humaine, les différences existant entre la *thrombose* suivie d'un caillot fixe, et l'*embolie* qui est un caillot lancé au loin de son point de formation, et venant former *un bouchon* obturant un vaisseau artériel ou veineux ; mais ce dictionnaire ne cite *aucun cas* d'embolie dans les espèces animales.

Dans les recherches bibliographiques auxquelles j'ai pu me livrer à Lunéville, je n'ai pas eu d'indice de la constatation d'embolie chez le cheval ; cette expression et sa valeur scientifique nous semblent même être ignorées de beaucoup de nos confrères qui confondent le *thrombus* avec l'*embolie*. Je trouve la preuve de cette assertion dans le numéro du 25 décembre 1876 des *Archives vétérinaires* publiées à l'École d'Alfort : M. Baillet, analysant la *Revue vétérinaire de l'École de Toulouse*, cite l'observation d'un caillot sanguin trouvé dans le cœur gauche d'un cheval qui a offert des symptômes d'*embolie cardiaque*.

C'est évidemment là une regrettable confusion, car le caillot du cœur, dans l'espèce, était un *thrombus* et non un *embolus*.

Voyons maintenant les connaissances actuelles de la pathologie externe et de la pathologie interne, en médecine humaine.

A. — DE L'ARTÉRITE DE L'INFILTRATION GRANULO-GRAISSEUSE ET CALCAIRE DES ARTÈRES (1). — L'artérite interne n'est pas une lésion préexistante, elle n'est pas la cause de l'infiltration calcaire ni des oblitérations par des caillots sanguins.

---

(1) Caractères extraits du *Traité de pathologie externe* de M. le professeur E. Follin. Paris, 1874.

L'épaississement, la grande friabilité, l'aspect mat de la membrane interne et son peu d'adhérence avec la tunique moyenne, ne sont pas des caractères de l'artérite, *mais plutôt de l'athérome.*

Les caillots sanguins sont plus souvent la cause que le résultat primitif de l'artérite; ils agissent ici comme des corps étrangers; en sorte que l'artérite serait une inflammation consécutive à une oblitération par des caillots.

Lorsqu'on applique le doigt sur une artère enflammée, on perçoit quelquefois des battements exagérés; mais, peu à peu, les pulsations artérielles cessent de se faire sentir; on trouve alors une corde dure, immobile, plus ou moins douloureuse, formée *évidemment* par l'artère d'un caillot obturateur.

1° *Infiltration granulo graisseuse.* — L'élément granulo-graisseux apparaît tout d'abord à la face interne du vaisseau; au début, on trouve des taches blanchâtres, isolées ou réunies; cette lésion, due à l'infiltration granulo-graisseuse de la couche la plus interne de l'artère, gagne de proche en proche dans la tunique moyenne, jusqu'au point de complétement envahir toute l'épaisseur du vaisseau.

Cette partie, opaque, lactescente, laisse voir au microscope des globules arrondis, réfractant la lumière, solubles dans l'éther, tous globules comparables aux éléments gras qui infiltrent les autres tissus. Au milieu de ces granulations graisseuses, on observe assez souvent des cristaux de cholestérine ou d'acide margarique. Dans cet état, l'artère perd de son élasticité, sa cohésion diminue, et elle peut se rompre sous quelque effort.

2° *Infiltration calcaire.* — Elle peut suivre ou accompagner l'état précédent; elle consiste dans le dépôt de granulations calcaires, opaques, au milieu des globules de graisses et de cristaux de cholestérine. Dans ce cas, le vaisseau a une consistance osseuse; cependant on ne trouve pas de corpuscules ou de canalicules osseux dans ces *concrétions ostéides* qui sont formées de phosphate et de carbonate de chaux.

Ces plaques calcaires sont souvent disposées par lamelles, séparées les unes des autres par de minces intervalles de tissu sain; mais, plus tard, elles se rapprochent en formant des anneaux calcaires ou un tube ossiforme. Ces dépôts sont plus fréquents dans l'aorte et dans les artères de premier ordre que dans les branches secondaires; à mesure qu'on arrive vers les extrémités des artères, on voit ces infiltrations calcaires diminuer, et à leur place existe une infiltration graisseuse qui substitue à la substance homogène des artères de petits corpuscules gras, contigus, non transparents. Cette substitution enlève aux capillaires leur résistance et les prédispose à la rupture (1).

---

(1) Le cahier du 15 mars dernier du *Recueil de médecine vétérinaire* renferme la fin d'une *Étude sur les affections diathésiques chez les animaux domestiques,* par notre collègue M. Mégnin. Au chapitre de la *Cholestérémie* du cheval, M. Mégnin

Les ostéides des tuniques artérielles amincissent et détruisent en partie la tunique du vaisseau qui, cédant à la pression, devient le siége d'une tumeur anévrysmale. Dans d'autres cas, des caillots sanguins se produisent autour des lamelles ossiformes qui font saillie dans le canal de l'artère ; et ces caillots mêlés aux productions morbides, contribuent à l'altérer.

Quand la circulation ne peut se rétablir par des collatérales, l'artère malade ayant perdu de son élasticité, le cœur seul est chargé de tous les efforts auxquels aide l'élasticité de l'artère ; de là des troubles cardiaques qui terminent souvent la vie des patients.

De toutes les causes de ces altérations, celle qui agit le plus puissamment, c'est *la vieillesse*, ce qui est l'indice de la diminution qui se manifeste alors dans la force nutritive ; du reste, on sait que dès que l'organisme a atteint sa maturité complète, il y a, chaque année, une accumulation plus grande de matériaux calcaires.

La thérapeutique de ces graves affections est nulle.

B — DE L'EMBOLIE (1) ; 1° *Définition*. — Toute coagulation sanguine produite pendant la vie, dans un vaisseau, est un *thrombus* ; l'acte même de la coagulation est appelé *thrombose* ; si ce caillot reste dans le point où il a pris naissance, il est dit *fixe* ou *autochtone*, et l'obstruction est qualifiée de la même manière.

Si le thrombus est détaché en totalité ou en partie, s'il est entraîné par le courant sanguin, *loin de son siège originel*, ce thrombus devient alors un caillot migrateur ou *embolus* (de ἐμβάλλω, je lance dans — de ἔμβολος, coin, bouchon) ; le processus, dans son ensemble, est dit *embolie* ; et l'obstruction secondaire, produite à distance, est dite *embolique* ; mais par abréviation on dit embolie pulmonaire, cérébrale, etc., etc.

En résumé, le mot *thrombose* embrasse toutes les coagulations sanguines

---

attribue la mort subite de quelques chevaux vieux et gras soit « à la production plus ou moins lente de tumeurs à base de cholestérine, soit à la précipitation sous forme solide, dans le sang, de la cholestérine en excès, ce qui amène des embolies du cerveau ou des poumons et, par suite, la mort d'une manière foudroyante » (*loc. cit.*, p. 278).

Tout en reconnaissant que l'auteur de ce travail intéressant a multiplié ses efforts d'excellent praticien et de micrographe habile pour expliquer scientifiquement la cause de la mort subite des chevaux objets de son observation, j'avoue que je préfère, comme plus vraies, les données pathologiques de M. le professeur E. Follin qui, dans l'espèce, loin d'y voir un *état diathésique*, n'y voit qu'*une transformation granulo-graisseuse* des capillaires artériels qui, dès lors, étant moins résistants sont plus prédisposés à la rupture.

(1) Extraits du *Traité de pathologie interne* de M. le professeur S. Jaccoud. Paris, 1877.

pendant la vie ; et le mot *embolie* est un terme restreint qui désigne toutes les conséquences de la thrombose.

2° *De la thrombose.* — Elle est toujours produite par le ralentissement du cours du sang, ou par l'altération d'une paroi du vaisseau ; le ralentissement du sang est consécutif soit au rétrécissement du vaisseau ou à sa dilatation morbide, soit aux solutions de continuité ou à l'affaiblissement des mouvements du cœur, soit, enfin, à la modification de la paroi vasculaire.

3° *De l'embolie.* — Le thrombus étant, l'embolus n'est possible qu'à la condition que ce caillot puisse être mobilisé et entraîné par le sang ; et ceci ne se produit que sous l'influence de certaines actions extrinsèques et accidentelles, telles que la toux, le vomissement, les sauts, les exercices violents, etc. ; cela dépend aussi beaucoup de la position même du caillot. Quelquefois l'embolie n'est pas produite par un débris de caillot : c'est ainsi que des *concrétions calcaires du cœur ou de l'aorte*, des fragments de valvule, du pus provenant du poumon, etc., peuvent lui servir de base ou de noyau central.

L'embolus volumineux peut s'arrêter dans les grosses artères ; s'il est de moyenne grosseur, il passe jusque dans les divisions de deuxième et troisième ordre ; plus petit enfin, il va jusque dans les capillaires les plus ténus, formant ainsi des embolies capillaires ; et c'est alors que l'embolus, faisant office de corps étranger, produit une *thrombose secondaire*, c'est-à-dire que le coagulum qu'il provoque l'enveloppe tout entier, et il devient facile de reconnaître le caillot migrateur ou l'embolus, au milieu du caillot récent, ce qui permet de ne pas confondre cette thrombose secondaire avec une thrombose autochtone.

4° *Anatomie pathologique :* A *État du caillot.* — Le caillot n'est d'abord qu'un petit noyau de fibrine ; puis, peu à peu, a lieu son augmentation par l'addition de couches successives ; sa surface est ordinairement lisse et unie, mais si la paroi du vaisseau offre des rugosités très-saillantes, celle-ci est alors irrégulière. Au début, le caillot est *pariétal* et simplement *rétrécissant* ; ensuite, il peut devenir *central* et *obturant* ; le thrombus a une tendance à se prolonger au delà du point où il est né ; cette portion prolongée, moins grosse que le corps, est celle qui se prête le mieux à l'embolie.

La structure du caillot varie avec son âge ; c'est d'abord une masse d'un rouge brun, puis surviennent les phases de *condensation* et de *stratification* ; dans cet état, quatre modifications sont possibles : la *résorption*, — l'*organisation*, — le *ramollissement simple*, — enfin, le *ramollissement putride*.

B. *État des vaisseaux.* — Souvent le vaisseau est intact au niveau du thrombus ; d'autres fois il y a des altérations diverses. Les lésions préexistantes sont : l'artérite chronique, l'athérome, l'incrustation calcaire. Les lésions préexistantes dans les veines sont souvent aiguës, tandis que c'est le contraire pour les artères.

c. *Embolie.* — L'embolus n'est jamais adhérent au vaisseau ; en avant et en arrière, les parois vasculaires sont saines, c'est-à-dire que les altérations, s'il y en a, correspondent au point où en est l'embolus originel ; il produit rarement une obstruction complète d'emblée, mais le thrombus secondaire qu'il provoque peut achever l'obturation ; il siége au niveau de la bifurcation des artères, en un point du vaisseau physiologiquement rétréci. L'embolie s'observe principalement dans les artères splénique, rénale, mésentérique, cœliaque, carotides, aorte postérieure et dans les artères des membres.

d. *Effets.* — Les effets primitifs de l'embolie sont de deux ordres : diminution de l'afflux sanguin, pouvant aller jusqu'à sa suspension totale, dans le territoire de la région obturée ; tandis que dans la zone voisine, c'est une véritable congestion active. Les effets ultérieurs varient selon qu'une collatérale peut ou ne peut pas rétablir la circulation. Dans le premier cas, il n'y a que la lésion du vaisseau ; dans le second cas, il y a une altération qui est une véritable *mort locale, nécrose, gangrène, nécrobiose,* etc., etc.

e. *Symptômes.* — Ils varient selon le lieu d'élection de l'embolie ; cependant les accidents consécutifs ne sont que graduels dans la thrombose, tandis qu'ils sont *instantanés* dans l'embolie.

La thrombose artérielle est souvent latente ; mais si elle est assez considérable pour diminuer la quantité de sang dans un membre, il en résulte une débilité permanente de ce membre, ou une débilité *intermittente* qui donne lieu, pendant l'accès, à de la claudication ; si les deux iliaques sont obturées, il y a paralysie suivie de paraplégie.

Je termine ici cette analyse qui, toute succincte qu'elle soit, sera néanmoins utilement consultée par nos confrères qui, mis ainsi au courant de la science sur cette question, pourront peut-être observer un jour des cas d'embolie qu'ils sauront mieux diagnostiquer.

Je viens aujourd'hui, messieurs, vous soumettre *une variété d'embolie* de *l'aorte postérieure* d'un cheval, dont il n'est pas question dans les ouvrages de pathologie humaine ; en effet, *cette embolie était douée d'une action obturatrice* QUI NE SE MANIFESTAIT *que lorsque l'on mettait l'animal en mouvement.*

II. — HISTORIQUE DU CHEVAL, OBJET DE CETTE OBSERVATION.

M. le Directeur du Tattersaal de Nancy acheta ce cheval, il y a deux ans environ ; peu après il remarqua une faiblesse très-grande du train postérieur, faiblesse qui n'était pas constante et qui n'était pas de longue durée ;

craignant que *cet effort de rein* ne vînt à s'aggraver, il revendit l'animal à un directeur de cirque qui était alors à Nancy pendant la foire, sans parler, bien entendu, de cette faiblesse intermittente de l'arrière-main.

Ce cheval fut promptement dressé à la haute école; il était monté par une écuyère; mais bientôt on s'aperçut de la faiblesse du rein et l'on constata des claudications de très-courte durée de l'un ou de l'autre membre postérieur.

Au départ de ce cirque, notre sujet repassa entre les mains d'un jeune sportman de Nancy, en qualité de *cheval de chasse*, et comme tel il fit les délices de son propriétaire et l'admiration de tous les amateurs.

Pendant cette période, la faiblesse du rein et les boiteries intermittentes ne furent pas observées; cependant, encore une fois, ce cheval quitta l'écurie du sportman pour des raisons qu'il n'est pas utile de rapporter ici. Il fut acheté, d'après les conseils du sous-directeur du Haras de R..., par M. M..., lieutenant-colonel d'état-major, attaché à la division de cavalerie de L..., comme cheval de selle pour M^me M... Ceci se passait en juin 1876.

Quelque temps après, M. le capitaine d'état-major W... montait ce cheval sur le terrain de manœuvre pendant les opérations d'inspection générale; au petit galop, il suivait M. le général de G...; tout à coup le cheval s'affaisse sous son cavalier et *s'assied sur son derrière*. La surprise de ce capitaine fut grande, cela se comprend. M. Bénard, vétérinaire en 1^er au 7^e chasseurs, témoin de cette chute, accourait au galop vers le cheval, croyant à un accident très-grave; mais déjà le cheval était relevé quand il arriva près de lui; il constata un peu de raideur dans les membres postérieurs, qui piétinaient sans cesse; le rein était souple; pas de boiterie, le cheval remonté, il partit au galop et put faire son service pendant cette manœuvre sans nouvel accident.

M. Bénard, consulté par M. M..., déclara que cette brusque faiblesse du rein ne lui inspirait pas de confiance, que cela lui paraissait très-sérieux et qu'il l'engageait à ne jamais faire monter ce cheval par sa femme.

Le colonel le fit alors dresser pour la voiture, et M. Lens, officier au 9^e dragons, chargé de ce dressage, m'a dit que souvent le cheval marchait tout à coup à trois jambes, parce qu'un membre postérieur, tantôt le gauche, tantôt le droit, était comme frappé de paralysie, circonstance qui n'arrêtait nullement le cheval dans son allure au trot, *la crampe* se passant vite, me disait M. Lens.

Au camp de Châlons, cet animal fit un travail très-fatigant, car chaque jour, monté par un officier d'état-major, il allait sans cesse aux allures rapides; pendant les quinze jours que durèrent ces manœuvres, le cheval n'eut aucun accès de chute ni de faiblesse.

Mais, dès son retour à Lunéville, il y eut des chutes sur le sol assez fré-

quentes pour que le colonel se décidât à se débarrasser d'un cheval dont il ne
pouvait faire aucun usage.

C'est alors que M. P..., commandant les batteries d'artillerie divisionnaire
à L..., écuyer remarquable, connaissant parfaitement ce cheval et supposant
que le siége des faiblesses auxquelles était sujet notre animal était dans les
reins et que cela pourrait se passer, c'est alors, dis-je, que M. P... engagea
fortement un de ses lieutenants, M. Liégeard, à l'acheter, persuadé qu'avec
le temps la guérison serait complète; à ce moment ce cheval était *maigre* et
en mauvais état.

Cependant, le cheval, bien soigné, bien nourri et travaillant peu, tombait
*sur son derrière* beaucoup trop souvent; M. le commandant P..., alarmé de
cet état de choses, crut devoir demander une consultation à M. H. Bouley.
Notre savant maître lui répondit à la date du 26 novembre dernier. Dans sa
réponse, motivée par les termes mêmes de la lettre du commandant, M. Bouley discute l'alternative ou d'un effort de rein ou de la présence d'un caillot
incomplétement obturateur et incline vers cette dernière opinion, en se ba-
sant surtout sur le *caractère de l'intermittence*.

Un jour le commandant me parla de ce cheval et me raconta ce qui arri-
vait chaque fois qu'il était monté ou exercé au trot; cela me parut si singu-
lier, si étonnant, que le commandant m'engagea alors à étudier ce cas si curieux de physiologie pathologique.

A la suite d'une succession de circonstances imprévues, ce n'est que vers
la fin du mois de février dernier que je pus observer ce cheval, observations
dont voici le résultat :

### III. — Observations journalières.

*Signalement* : Cheval de selle, 1$^m$.60, onze ans, alezan brûlé, pelote en
tête, de race anglo-normande, appartenant à M. Liégeard, lieutenant au
35$^e$ d'artillerie.

Depuis plus de deux mois ce cheval est resté sur la litière, faisant à peine
quelques promenades, d'abord parce que, son état s'aggravant chaque jour,
il n'eût pas été prudent, ni même possible de le monter; ensuite parce que
M. Liégeard était en congé. Aussi ce cheval est-il dans un état d'embonpoint
poussé à l'excès : formes arrondies, pas de reliefs osseux, faces latérales de
l'encolure chargées de graisse; il est en liberté dans un box, où il se
livre à maints accès de gaieté, lorsqu'on l'y engage par le geste ou par la
voix.

A peine sorti de l'écurie, il saute et croupionne sur place, et comme je ne
connaissais les manifestations de ses crises que par des *on-dit*, je priai l'artil-
leur qui le tenait en main de le faire trotter. Mon confrère Anreggio, du
4$^e$ hussards, qui m'accompagnait alors, fut étonné comme moi du départ franc

et libre, de la beauté et de l'étendue des allures ; nous ne pouvions croire aux récits qui m'avaient été faits.

Mais, *cinq minutes* environ après la sortie de l'écurie, les allures se ralentissent ; le train postérieur n'a plus que des mouvements automatiques ; les membres postérieurs, raides comme des béquilles, soulevaient la croupe par saccades..... Bientôt, faisant toujours continuer le trot, les jambes fléchissent, la croupe s'affaisse, les paturons se ferment sans pouvoir se redresser, le cheval marche sur ses boulets..... il essaie de se relever..... impossible !..... le train postérieur s'abaisse de plus en plus vers le sol, au point qu'à un moment donné le cheval *est assis sur son derrière comme un chien*, le membre droit replié sous le ventre, tandis que le gauche est fléchi naturellement dans la direction de ses rayons, le jarret et le canon touchant le sol et le boulet en demi-flexion.

Pour se soutenir dans cette attitude, les membres antérieurs sont projetés en avant, fièrement campés et solidement ancrés au sol ; l'encolure est droite, raide, la tête portée au vent.

Cette crise a duré moins de temps qu'il ne m'en faut pour en écrire les diverses phases ; le cheval se relève sans efforts et, sans aucun indice de transition appréciable, il reprend son trot avec l'élégance et la légèreté qui caractérisent sa noblesse d'origine.

Je remets au lendemain mon premier examen clinique sérieux.

Premier examen, 20 février. — Je me rends, à trois heures du soir, à l'écurie de l'artillerie, où m'attendaient, au rendez-vous donné la veille, M. Liégeard, propriétaire du cheval ; M. Cavalin, aide-vétérinaire au 7ᵉ régiment de chasseurs, chargé du service sanitaire des chevaux de l'artillerie, et M. Rigollat, mon aide ; ces confrères s'étaient adjoints à moi pour faciliter les observations multiples devant être faites dans un même temps.

Comme d'habitude, le cheval est gai, vif, alerte et en parfait état de santé, ainsi que l'indiquent ses conjonctives rosées, sans infiltration, et l'état de sécheresse et de netteté de l'extrémité inférieure de ses membres ; cependant, un signe très-accusé me laisse quelques doutes sur cet état apparent de santé si parfaite, c'est que, de la base du garrot à l'arrière du rein, la colonne vertébrale accuse, au pincement, *une hyperesthésie assez prononcée*.

Les mouvements du flanc sont normaux et les battements du cœur à peine perceptibles au toucher ou à l'auscultation.

L'artère glosso-faciale est tendue ; le pouls est fort, plein, dur ; il est de 28 pulsations à la minute, avec *une intermittence* d'un temps égal à la durée de 3 pulsations, chaque 5 pulsations.

Un thermomètre placé dans le rectum accuse 37°,2 centigrades.

Introduisant ensuite mon bras dans le rectum, je perçois très-nettement les pulsations dans l'aorte et dans les deux branches du tronc iliaque; dans une première exploration, je constate 45 pulsations, et dans une deuxième 38 seulement; cette différence tient-elle à une erreur ou à une cause pathologique?...

Quoi qu'il en soit, je pus m'assurer, dans trois explorations successives du pouls de l'aorte postérieure, que de la 25ᵉ à la 28ᵉ pulsation il y avait un affaiblissement notable dans l'intensité de la poussée artérielle.

Il résulte de là que, soit à la glosso-faciale, soit à l'aorte, il y a preuve évidente, ou mieux palpable, *d'un trouble dans le rhythme circulatoire.*

Ce jour était très-mauvais, le vent et la neige étaient déchaînés; malgré cela, le cheval fut exercé au trot, et après quatre ou cinq minutes, se manifestèrent les premiers signes d'affaissement du train postérieur; on se hâta de le faire entrer à l'écurie, pour qu'il ne tombât pas dans la rue et que l'on pût l'étudier à loisir, étant à l'abri.

Ces signes de faiblesse furent de courte durée, mais cependant suffisants pour que, dans cet état de *début*, je tâte le pouls de l'aorte, en même temps qu'un aide explorait la glosso-faciale et qu'un autre auscultait les bruits du cœur; les deux pouls étaient vites, forts, *frémissants* et *intermittents*; le cœur faisait entendre un *léger bruit de souffle* au deuxième temps et à la base, accompagné *d'un tintement métallique.*

Désirant consulter l'état de l'aorte au moment d'une *crise complète*, je fis de nouveau trotter le cheval; mais, *après plus de vingt minutes d'exercice au grand trot, aucun phénomène pathologique ne se produisant* et le mauvais temps continuant, je remis au lendemain la continuation de mes observations.

Le cheval est ramené en box, où il prend sa ration avec grand appétit.

Deuxième examen, le 21. — Notre sujet est conduit au manége des Carmes, distant de 1 kilomètre environ de son écurie, trajet qu'il fit au pas, sans crise ni accident.

A son arrivée au manége, le flanc est calme, l'attitude éveillée; le pouls, à la glosso-faciale, donne 36 pulsations faibles, molles, *sans intermittence*; même nombre à l'aorte, mais *avec intermittence;* battements du cœur normaux. Température prise dans le rectum, 37ᵉ centigrades.

Après avoir pris ces notes, le cheval est mis en liberté dans ce manége, *mesurant 96 mètres de longueur sur 26 mètres de largeur;* aussitôt libre, il gagne au galop et en bondissant la piste de droite, ce qui nous permet d'admirer l'élégance et l'étendue de ses mouvements; à la moindre opposition dans son mouvement en avant, il change *de main* avec une aisance et une grâce parfaites. Sept minutes environ après le départ apparaissent les signes précurseurs de la crise; le cheval s'arrête, s'appuie contre le mur et tombe *assis*..... Nous accourons à lui, mais la distance qui nous séparait du lieu de sa chute *était telle* qu'à notre arrivée la crise était passée, et l'animal, déjà debout, repartait franchement au galop.

Après dix à douze minutes d'allures vives, sans temps d'arrêt, a lieu une nouvelle crise, et, comme pour la première fois, vu la distance, nous arrivons juste à temps pour en constater la fin, sans avoir pu l'étudier.

J'envoie alors chercher un caveçon, afin que, le cheval tombant pendant le trot ou le galop en cercle, je puisse bien l'observer *avant*, *pendant* et *après la crise*.

En attendant, je fis les remarques suivantes :

L'animal est couvert de sueur sur l'avant-main et le tronc, tandis que la peau de l'arrière-main est *sèche* et relativement *froide* au toucher ; en effet, le thermomètre, placé en arrière de l'épaule, marque 35 degrés, quand, sur l'arrière-main, il n'y marque que 23 degrés.

Pendant plus de quinze minutes les extrémités postérieures paraissent inquiètes, douloureuses, à la manière du *fourmillement* que nous éprouvons parfois dans les pieds ou dans les mains lorsque la circulation a été ralentie par la compression momentanée d'une artère ; ce sont des piétinements et des élancements de l'un et de l'autre membre.

Les battements du cœur sont tumultueux, non isochrones et accompagnés d'un tintement métallique d'une intensité et d'une continuité remarquables.

Le caveçon attendu n'arrivant pas, et voulant me rendre un compte exact des pulsations de l'aorte pendant une crise, je mis en cercle ce cheval, avec le rayon trop raccourci d'une longueur de rênes de bridon dédoublées ; au trot succéda un galop désordonné, très-difficile, en raison du peu d'étendue du cercle qu'il parcourait, travail que n'aurait pu faire tout autre cheval moins docile, moins souple et moins *bien mis* que notre sujet ; après huit ou dix minutes de cette allure sans nom, allure épuisante au dernier chef, la titubation postérieure enfin commença, bientôt suivie de la chute presque complète ; alors des aides soutiennent et étayent l'arrière-main, et ce n'est pas sans peine que je pus introduire mon bras dans le rectum.

La première sensation que je ressentis fut *l'absence totale de pulsations dans l'aorte et dans les deux iliaques, immédiatement en avant desquelles je perçus nettement le manque d'élasticité de l'aorte*, que je ne pus refouler de bas en haut ; il me sembla qu'il y avait un corps étranger, *un caillot*, aux lieu et place de la colonne de sang ; peu après, *un frémissement* tout particulier souleva mes doigts appliqués contre l'aorte ; ce frémissement dura au moins trente secondes ; puis je ressentis *des chocs violents*, durs et secs, analogues à *des coups de bélier* ; peu à peu le pouls reparut, faible, intermittent, et enfin les pulsations redevinrent franchement accusées, avec beaucoup de dureté et de vitesse.

Tant que dura cette exploration, l'un de mes aides, M. Cavalin, avait le doigt sur la glosso-faciale, constatant des pulsations frémissantes et parfois intermittentes.

Après cette épreuve, le cheval rentra dans son écurie, où il reçut tous les soins que nécessitait son état de sueur et de surexcitation.

Troisième examen, le 23. — Sur ma demande, ce cheval quitte les écuries de l'artillerie pour venir dans mon service, afin que je puisse plus longuement et plus aisément l'observer.

Après huit heures de repos absolu, la température de la peau, en arrière de l'épaule, est de 29° centigrades, tandis qu'elle n'est que de 27° centigrades sur la cuisse; le pouls, à la glosso-faciale, est de 32 pulsations; il est plein et régulier; à l'aorte, au contraire, il est de 37 pulsations, et de même plein et régulier; la respiration est calme et normale, les battements du cœur faibles et isochrones.

Le cheval est ensuite mis au trot, étant tenu en main; il croupionne quelquefois; trois ou quatre minutes après, les signes d'arrêt dans la circulation se manifestent, et l'animal ne tarde pas *à tomber sur les fesses*.

Après un très-court instant, le cheval se relève, les membres postérieurs encore pliants sous le poids du corps; il est aussitôt fouillé, et je constate :

*Premier temps*. — Absence de pulsations.

*Deuxième temps* (suivant de près le premier). — Sensation de *mouvements vibratoires* à la manière des cordes sonores, c'est-à-dire vives d'abord et successivement s'affaiblissant, pour redevenir fortes et vibrantes sous l'action d'un nouveau choc violent et sec, dû bien certainement à la poussée cordiale du sang artériel.

*Troisième temps*. — Réapparition des pulsations par 1, 2, 3 et 4, suivies d'un repos..... puis encore 1, 2, 3, 4, 5 et 6 pulsations nouvelles, suivies d'une intermittence.

*Quatrième temps*. — La circulation se rétablit normale et accélérée.

Pendant la durée du toucher de l'aorte postérieure, mon aide explorait le pouls à la glosso-faciale, qu'il trouvait plein, tendu et augmenté en raison directe de l'exercice auquel le cheval venait d'être soumis, mais *il ne constatait pas d'intermittence*.

Les battements du cœur sont tumultueux, forts et faisant entendre *un bruit de souffle au deuxième temps et à la base et de tintement métallique*, très-accentués.

La main, appliquée sur la région cordiale, perçoit un *frémissement musculaire* des plus surprenants; les veines de l'éperon sont démesurément gonflées.

Cette épreuve fut recommencée deux fois de suite, donnant toujours les mêmes résultats.

J'ai déjà noté la liberté complète des mouvements et des allures après une crise provoquée par un court exercice, mais je n'ai pas encore parlé de l'expression de la physionomie du patient pendant la durée d'une crise : elle est calme, n'exprimant aucune douleur vive; l'œil est doux et mobile dans son orbite; les naseaux non haletants et à peine dilatés, c'est-à-dire que quand la chute avait lieu, après quelques mouvements au pas, les naseaux n'étaient nullement dilatés et le flanc non agité.

QUATRIÈME EXAMEN, le 24. — *Première épreuve.* — Au repos, le pouls marque 44 pulsations à la minute; le cheval, cette fois, est monté; il trotte et galope en cercle à gauche; trois ou quatre minutes après le départ, la chute de l'arrière-main est complète; aussitôt relevé, je tâte l'aorte, dont les expressions variées sont identiques à celles des jours précédents; en même temps mon aide, M. Rigollat, relevait les indications suivantes à la glosso-faciale : pendant la crise, l'artère est tendue, le pouls est petit, sec, dur, précipité; moins de trente secondes après le premier toucher explorateur, le pouls se calme et l'artère devient molle et pleine; alors, pendant une durée de quinze à vingt secondes, on perçoit 25 à 30 pulsations; puis le pouls se ralentit de nouveau et revient peu à peu à son état normal, c'est-à-dire 35 à 37 pulsations, non intermittentes, à la minute.

*Deuxième épreuve.* — Le soir, à quatre heures, ce cheval est conduit au manége du quartier de l'Orangerie, pour y être soumis à l'observation du colonel commandant le 9ᵉ régiment de dragons, M. de Puységur, et à celle de tous les officiers présents.

En attendant l'ouverture des portes du manége, où l'on faisait de la musique, notre sujet, monté par un homme *en sabots*, est mis sur une piste circulaire, tout près de là; aux sons de la musique, ce cheval, se rappelant de son dressage au cirque de Nancy, se mit tout naturellement, et en cadence, aux allures *du pas relevé, du pas espagnol et du passage*. On coupe court à cette réminiscence, en amenant le cheval devant MM. les officiers, auxquels je donnai l'explication raisonnée et probable des causes pouvant occasionner les phénomènes à intervenir; chacun admirait ce bel animal qui se présentait à nous, dans la station très-régulière du *camper*; après cette courte leçon clinique, le cheval est monté et part de pied ferme, au galop en cercle; bientôt surviennent : la faiblesse du train postérieur, l'irrégularité de l'allure, qui se ralentit, la flexion exagérée des jarrets, la marche sur les boulets et, enfin, la chute! J'avoue qu'au début j'étais dans une certaine appréhension, car, l'apparition des phénomènes propres à notre sujet n'ayant rien de régulier ni de certain dans la durée des intermittences, je redoutais, *pour moi même*, que le cheval n'eût pas de crise ; mais tout se présenta pour le mieux, et si bien même que, jusqu'à ce moment, il ne m'était pas encore arrivé d'observer un cas de chute aussi bien réussi que celui du manége ; en effet, l'animal est *littéralement assis sur la pointe des fesses*, la colonne vertébrale toute droite, les membres postérieurs allongés parallèlement sous le ventre et le thorax ; son équilibre était tellement instable que je crois que la plus légère poussée contre le poitrail aurait fait basculer le cheval en arrière.

Je constatai enfin, de même que dans chacune des crises observées, que, pendant la chute du cheval, *le train postérieur n'avait rien perdu de sa sensibilité normale*.

Le cheval resta dans cette attitude, qui surprit étonnamment tout le corps d'officiers, pendant un peu plus de temps que de coutume ; il se releva facilement et repartit au trot vers son écurie.

Le lendemain, 25 février, je devais compléter mes observations par la section d'un tronçon de la queue ; dès lors, si pendant la crise les artères coccygiennes n'eussent pas donné de sang, c'était une preuve de plus à ajouter à celles que nous venons de rapporter, démontrant péremptoirement ainsi l'occlusion temporaire du tronc iliaque.

Malheureusement, cela me fut impossible, par la raison que ce cheval, vendu pour la boucherie à Nancy, partait en chemin de fer plus tôt que je ne l'avais pensé.

### IV. — RÉSUMÉ ANALYTIQUE ET SYNTHÉTIQUE DES SIGNES ET DES SYMPTOMES.

1° ÉTAT GÉNÉRAL, ATTITUDE, MOUVEMENTS, ALLURES. — Cheval dans un état apparent de santé parfaite ; embonpoint exagéré ; muqueuses rosées, sans infiltration ; pas d'œdème des extrémités, ni de trace d'œdème sous-abdominal ou sous-pectoral ; aucune émaciation musculaire ; flancs calmes ; battements du cœur au repos, isochrones et faibles.

Cet animal est très-gai, fort doux et se livre volontiers au saut et à la croupionnade sur place ; il se campe, sans même qu'on l'y invite ; la colonne vertébrale est *d'une sensibilité exagérée*.

Mis en mouvement, *au pas*, il n'y a pas de boiterie ; la succession des levées et des foulées est régulière ; *au trot*, *au galop*, pas de boiterie ; allures splendides au départ.

Vis-à-vis d'un tel cheval, rien ne saurait faire deviner le mal dont il est atteint.

2° MODES DE MANIFESTATION DE LA CRISE.

A. *Avant*. — Le plus ordinairement, pendant l'exercice au pas, il n'y a pas de crise à redouter, à moins que le cheval ne se livre à des accès répétés de gaieté; ce n'est donc que pendant le trot ou le galop que se manifestent tous les signes qui vont suivre : la durée de l'exercice, pour arriver à cette expression pathologique, *n'a rien de constant*, c'est-à-dire que la crise peut avoir lieu après un temps de deux à dix minutes, de même qu'elle peut se faire attendre un plus long temps, et même ne pas arriver du tout, malgré un travail *à outrance*, ainsi que cela m'a été rapporté par son propriétaire.

Mais étudions ce sujet sous le coup d'une crise certaine : Après quelques minutes de trot ou de galop, en ligne droite ou en cercle, le cheval étant tenu en main ou monté, l'allure se ralentit, il y a un défaut de coordination entre l'avant et l'arrière-main, dont les membres se raidissent d'abord et s'entre-coupent, puis fléchissent outre mesure sous le poids du corps, qu'ils ne peuvent plus soutenir...; bientôt, le trot continuant, la croupe s'affaisse, les jarrets se coudent, les paturons se ferment, le cheval marche sur ses boulets; il essaie de se relever, mais en vain..... il tombe enfin sur le sol !

B. *Pendant*. — A un moment donné, le cheval *est assis sur son derrière comme un chien*, dans une attitude variable : tantôt le membre droit est replié sous le ventre, tandis que le gauche est fléchi en avant dans la direction de ses rayons; tantôt le cheval est assis en plein sur la pointe des fesses, les deux membres étant dans une flexion outrée et allongés sous le tronc dans un parallélisme parfait. La sensibilité périphérique du train postérieur n'est pas diminuée.

Pour se soutenir dans cette position, les membres antérieurs sont projetés en avant, solidement ancrés au sol, la colonne vertébrale presque perpendiculaire, l'encolure droite, la tête portée au vent, l'œil calme, les naseaux non dilatés, à moins que l'exercice précédant la chute n'ait été long et fatigant.

C. *Après*. — Cette station, si anormale, dure de une minute à une minute et demie, puis l'animal se relève facilement et reprend ensuite, avec toute liberté, l'allure du trot ou du galop; toutefois, quand l'exercice a été par trop prolongé, les membres postérieurs accusent une inquiétude toute particulière, analogue *au ,ourmillement* de l'homme, mais cela se passe vite; après quoi on peut soumettre le sujet à une nouvelle épreuve.

Pendant les épreuves *forcées*, alors que le cheval est haletant et ruisselant de sueur, on constate que l'avant-main et le tronc sont chauds, brûlants, suants, tandis que l'arrière-main reste *sec* et relativement *froid*; en effet, le thermomètre accuse 34 degrés sur le tronc et 27 degrés seulement sur la cuisse. Cette différence si grande m'amena à m'assurer de la température du corps, l'animal étant au repos : je trouvai 29 degrés sur le tronc et 27 degrés sur la cuisse, c'est-à-dire que cette région avait le même degré de chaleur avant comme après l'exercice.

3° CARACTÈRES DU POULS. — DÉFAUT D'ISOCHRONISME ENTRE LA GLOSSO-FACIALE ET L'AORTE POSTÉRIEURE.

A. *Glosso-faciale.* — Au repos, le pouls a varié entre 28 et 44 pulsations à la minute, tantôt plein, régulier, fort et dur, tantôt mou, faible, lent et irrégulier, tantôt intermittent, tantôt non intermittent.

Après l'exercice ou la chute : pouls vite, accéléré, *frémissant*, avec ou sans intermittence, et passant quelquefois, dans une même minute, de la vitesse au calme régulier.

B. *Aorte postérieure.* — Au repos, le pouls a varié entre 37 et 41 pulsations à la minute, presque toujours irrégulier et intermittent, tantôt égal, régulier, dur, plein, avec artère tendue, tantôt inégal, irrégulier, mou et faible.

Après l'exercice et la chute : 1° *absence totale de pulsations*; 2° *impulsion vibratoire*, allant successivement en diminuant, puis reprenant de l'intensité, sous un choc violent et sec, à la manière d'un coup de bélier, dû à la poussée artérielle; 3° réapparition lente, faible et intermittente des pulsations; 4° enfin, rétablissement de la circulation normale, qui reste dure et accélérée.

*La température* du rectum, au repos comme après l'exercice, a constamment été normale, c'est-à-dire 37° centigrades.

4° MOUVEMENTS DU CŒUR ET DU FLANC. — Au repos, les battements du cœur sont inappréciables au toucher : à l'auscultation, on les entend à peine, tant ils sont faibles.

Les mouvements du flanc sont réguliers.

Après un exercice soutenu ou la chute : les battements du cœur sont tumultueux, non isochrones; on perçoit très-distinctement un bruit de souffle au deuxième temps et à la base, que couvre parfois un tintement métallique très-sonore; dans cet état, la main, appliquée sur la région, ressent une vibration musculaire; les veines de l'éperon sont démesurément gonflées, alors que les autres veines sous-cutanées ne sont pas plus saillantes que sur un autre cheval ayant été soumis à un exercice analogue et de même durée.

## V. — DIAGNOSTIC ET PRONOSTIC.

1° *Diagnostic.* — L'état de santé de ce cheval, manifesté par son embonpoint, ses allures gaies, cadencées et soutenues (pendant un temps relativement court, il est vrai), tous les signes de paraplégie momentanée, après un exercice au pas, au trot ou au galop, tous les symptômes fournis par les explorations de l'aorte postérieure, dont le pouls disparaissait quelquefois complétement, et par le pouls de la glosso-faciale, l'abaissement de la temperature périphérique de l'arrière-main, les bruits de souffle et de tintement métallique du cœur, tout enfin, dans ce sujet, m'amène à porter le diagnostic suivant, qui a servi de titre à cette relation : *Oblitération complète, intermittente et momentanée du tronc iliaque par une embolie de l'aorte postérieure.*

2° *Pronostic.* — Très grave ! En effet, si l'irrégularité de l'action obturatrice venait à cesser et que l'occlusion restât permanente, il y aurait non-seulement de la paraplégie, mais encore mortification et gangrène de tous les tissus de l'arrière-main, état morbide qui nécessiterait l'abattage du malade.

Mais comme notre sujet ne peut rendre aucun service et que sa maladie est incurable, il y a néanmoins indication de l'abattre, sans attendre plus longtemps les complications.

### VI. — AUTOPSIE.

Le 26 février, le cheval est sacrifié à l'abattoir de Nancy ; il pesait, vivant, 530 kilogrammes ; MM. Liégeard, Cavalin, Bigollaf (plus haut qualifiés) et moi assistions à cette autopsie. L'animal fut assommé, puis saigné, et, comme cela se pratique généralement, on recueillit précieusement le sang pour la clarification des sucres ; aussi, afin d'en perdre le moins possible, se hâta-t-on de suspendre le cadavre par les membres postérieurs ; en présence de cette manœuvre, que je ne pouvais empêcher, nous comprîmes que le caillot aortique — si toutefois il y en avait un — serait forcément déplacé et entraîné, par son poids et le courant contraire du sang artériel, vers l'extrémité cordiale de l'aorte postérieure, qui, brusquement, passait de l'horizontalité à la perpendicularité.

C'était regrettable, car l'élément essentiel pour interpréter ce curieux cas de physiologie pathologique allait nécessairement nous faire défaut ; combien eût été plus expressive cette autopsie, si la mort du sujet eût eu lieu sans effusion de sang !...

Le boucher avait fait là une friande acquisition ; la viande et la graisse étaient, dans l'espèce, de premier choix !

Tous les organes et les viscères abdominaux sont dans un état de netteté et d'intégrité remarquable : les poumons, rosés, n'offrant aucune trace de congestion, — le cœur, ferme, sans atrophie ni hypertrophie, sans péricardite, — la rate, violacée, large et mince, sans pointillé ni engouement, — le foie, d'un beau brun nacré, sain et net, — les reins, noyés dans une abondante masse de tissu graisseux, sont dans un état physiologique des plus parfaits ; les intestins, enfin, n'offrent aucune espèce d'altération.

Je fais enlever par le garçon boucher, avec grande précaution, l'aorte postérieure, depuis le tronc iliaque jusqu'au cœur, qui lui-même est retiré en masse avec les poumons. Cette opération ne se fit pas sans difficulté, car l'aorte avait contracté *des adhérences* avec le corps des vertèbres dorsales, dans sa portion thoracique.

En séparant les poumons du cœur, je pus m'assurer de l'intégrité de l'aorte et des veines pulmonaires; cela fait, il ne restait sous nos yeux que le cœur, une portion de l'aorte antérieure et toute l'étendue de l'aorte postérieure.

Lésions. — 1° *Aspect extérieur de l'aorte postérieure.* — Du tronc iliaque à l'entrée du thorax, l'aorte est lisse, polie, sur toute sa circonférence qui n'offre aucune trace d'altération ni d'étranglement; mais, à partir du diaphragme jusqu'à la crosse de l'aorte, la physionomie du vaisseau change d'aspect : c'est d'abord un étranglement de 10 centimètres environ, dans la partie postérieure de l'aorte thoracique, puis un épaississement de la séreuse viscérale, dans lequel on retrouve une organisation fibrineuse, attestée par des tractus durs et filamenteux, provenant de l'adhérence que cette portion avait contractée avec le corps des vertèbres dorsales. La tunique fibreuse ne nous a pas semblé altérée du côté externe; elle avait conservé sa teinte, mais elle avait perdu de son élasticité.

2° *Aspect intérieur.* — Je dois dire d'abord que les iliaques internes, au-dehors, comme au-dedans, n'offraient aucune trace pathologique.

L'aorte est fendue au bistouri, suivant son plan inférieur, et, en ligne aussi droite que possible, des iliaques jusqu'au niveau du tronc cœliaque.... Pas de caillot!.... pas la moindre altération !

En plongeant à ce niveau le doigt dans l'aorte, on sent des saillies, des rugosités de la membrane interne ; notre attention redouble; la section est continuée jusqu'au niveau de l'aorte primitive ; toujours pas de caillot! mais les lésions d'une *endo-artérite* des plus caractérisées.

Enfin, l'aorte primitive est divisée en deux, et, dans son fond *tout rocailleux, nous trouvons le caillot arrêté au niveau de l'ouverture ventriculaire*, qui nous semble de beaucoup rétrécie.

3° *Le caillot.* — Il est de la catégorie dite *caillot central obturant* ; de forme cylindrique, à bases coniques obliquement tronquées, il est d'un calibre à peu près égal à celui de la portion terminale de l'aorte et d'une longueur de 3 centimètres environ; sa surface est irrégulière, plissée, cannelée en hélice, pour ainsi dire ; il est dur, ferme et résistant ; des coupes pratiquées transversalement, longitudinalement et horizontalement, démontrent l'ancienneté de formation de son noyau central qui est grisâtre et organisé; tandis que de là à la périphérie, tout accuse l'addition de couches successives de fibrine, dont les dernières, toutes récentes, contiennent encore beaucoup de sang.

Ainsi que nous l'avions supposé, au moment de la suspension de ce cheval pour vider le sang, ce caillot avait donc quitté son lieu d'élection ; les lésions si remarquables de l'aorte me permettront d'assigner, autant que possible. le point précis de ce lieu d'élection.

J'aurais eu beaucoup de satisfaction en présentant à MM. les membres de la Société ce caillot; mais. par suite du grand nombre de personnes *curieuses et ignorantes* qui assistaient à cette autopsie, j'ai eu le regret de voir disparaître ce caillot passant de mains en mains, pendant que nous notions les lésions de l'aorte; il aura sans doute été jeté comme inutile, et il nous fut impossible de le retrouver au milieu des détritus qui jonchaient le sol.

4° *Lésion de l'aorte primitive.* — Procédons d'avant en arrière, c'est-à-dire du cœur vers la portion abdominale : près de l'orifice ventriculaire et à partir du point d'attache même de deux des valvules sigmoïdes, se trouvent *cinq plaques athéromateuses*, à l'état d'incrustation calcaire, offrant chacune un caractère différent. La première, touchant les valvules, du volume d'un gros pois, à surface irrégulière saillante, est mamelonnée comme une molaire de carnassier; la deuxième, à 1 centimètre et demi en arrière et sur la même ligne, plus petite et moins irrégulière que la précédente, est, comme elle, d'ancienne formation ; la troisième, à 1 centimètre et demi en arrière de la deuxième, et toujours sur la même ligne droite, semble être de formation récente, ce qu'atteste un bourrelet inflammatoire qui l'entoure; elle est moins proéminente, moins dure que les deux autres, mais elle a une longueur de près de 2 centimètres sur 3 de largeur. Vis-à-vis de cette tumeur, sur une ligne transversale, dans la direction de l'aorte antérieure, et tout à fait *en face* de l'ouverture ventriculaire, se trouve la quatrième tumeur, grosse comme un pois, saillante, régulièrement mamelonnée et cerclée d'un bourrelet inflammatoire qui prouve sa formation plus récente. Enfin, plus bas et presque à cheval sur l'ouverture cardiaque, est la cinquième plaque athéromateuse, d'une largeur de 2 centimètres et d'une longueur à peu près égale, à surface très-dure, festonnée comme la molaire d'un pachyderme.

L'ensemble de ces athéromes affecte la figure d'un parallélogramme à côtés inégaux.

5° *Lésions de l'aorte postérieure.* — Si l'on continue l'observation de ces lésions sur la ligne de prolongement de l'un des grands côtés dudit parallélogramme, et à 4 centimètres environ de la troisième plaque, l'on en rencontre une autre, molle, élastique, plus large que les précédentes et en voie de formation ; puis, de là, sur une étendue de 25 centimètres environ, correspondant au rétrécissement signalé, il y a une inflammation chronique de la membrane interne qui est épaissie. plissée, ridée, corrodée en certains points qui *sont alors* remplis d'une matière *pultacée blanchâtre*; la membrane interne offre des teintes variées du rouge clair au rouge brun ou au ton grisâtre. Ces lésions se terminent à l'endroit où cesse le rétrécissement, et là on remarque un travail inflammatoire à son début, caractérisé par une rougeur plus vive et des dépôts de plasma entre la séreuse et la tunique moyenne (1).

De ce point, je l'ai dit, déjà jusqu'au tronc iliaque, pas de lésions.

6° *Le cœur.* — Il n'offre rien de particulier à signaler ; endocarde, piliers, cordages, valvules, tout est normal et sain.

7° *Examen de la pièce pathologique présentée à l'appui.* — La dessiccation a fait disparaître toutes les teintes morbides ; cependant on reconnaît encore les lésions récentes qui sont au bout des lésions chroniques. Ce mode de préparation, que j'ai préféré à la conservation dans l'alcool, a mis en relief un point important de l'anatomie pathologique des athéromes ; c'est que, ainsi que cela est très-visible, toutes les nombreuses plaques *blanchâtres*, circulaires, qui se remarquaient sur les points altérés, et qui ont maintenant *une dureté calcaire*, sont là où nous avons signalé des sortes d'érosions remplies de matière *pultacée* ; de là à l'explication de la transformation athéromateuse, il n'y a que la distance du raisonnement, basé sur les données de pathologie de M. le docteur E. Follin.

On remarque aussi que la dessiccation a mis en évidence la pénétration de l'infiltration calcaire dans l'épaisseur de la tunique moyenne ; en effet, l'œil et le doigt s'assurent de *la saillie*, sous la séreuse, de quelques-unes des tumeurs athéromateuses de l'aorte primitive.

Cette préparation qui, à l'état frais, a été également tendue dans tous les sens, met le rétrécissement aortique bien en relief.

8° *Le système nerveux.* — Selon l'habitude en boucherie, ce cheval a eu la colonne vertébrale fendue à la hache, dans toute sa longueur, ce qui nous a permis de voir la moelle-épinière, dont le canal, les enveloppes et la substance propre étaient physiologiques.

Le cerveau était sain et net.

## VII. — INTERPRÉTATIONS.

1° *Ce fait d'embolie douée d'une action obturatrice, irrégulière, intermittente et momentanée,* diagnostiquée pendant les épreuves auxquelles a été soumis notre malade, et vérifiée par l'autopsie, me paraît ne pouvoir se ratta-

---

(1) Je ne doute pas un seul instant que messieurs les professeurs d'anatomie des Écoles vétérinaires n'aient souvent rencontré des lésions analogues à celles que je viens de décrire ; mais, n'ayant pu suivre chimiquement le sujet, ils n'ont pu, moins heureux que moi, rattacher les effets à la cause.

cher à aucune des variétés *du genre*, admises en médecine humaine; car, dans aucun cas, elle n'a causé d'obstruction *permanente* à son point d'arrêt, le tronc iliaque.

2° *Quelle a été la cause de cet embolus?* Au début, qui remonte au moins à dix-huit mois, il y a, sans doute, en *thrombus* sur un des points où siégeait l'altération aortique; ce *thrombus*, pariétal et simplement rétrécissant, s'étant détaché de la membrane interne, est devenu alors *embolus* qui, déjà de grosseur suffisante, n'a pu passer par les iliaques; dès lors, cet embolus est resté flottant dans l'aorte, devenant, sans doute, la cause des accidents inflammatoires consécutifs, mais devenant bien certainement *la caractéristique* de cette affection.

Je ne puis admettre que ce caillot ait eu pour base ou pour noyau, soit quelques filaments de fibrine provenant du fouettage du sang par les athéromes, soit un débris de ces incrustations calcaires; car, s'il en eût été ainsi au début, ces petits éléments emboliques eussent pénétré aisément dans l'une des artères fournies par l'aorte, et, nous le savons, c'est le contraire qui a lieu.

3° *Cet embolus a été, je puis le dire* SANS PLÉONASME, *essentiellement migrateur*, partant d'un point vers un autre, pour revenir bientôt à son lieu de départ; cette migration s'effectuait toujours dans les mêmes conditions, c'est-à-dire que l'embolus, parcourant son trajet en avant ou en arrière, n'a jamais obturé ni le tronc cœliaque, ni le tronc mésentérique, etc., puisque tous les organes étaient dans une intégrité parfaite: l'embolus revenait donc toujours à son lieu d'élection.

4° *Quel était ce lieu d'élection, une fois la crise passée?* — Il est bien fâcheux que l'autopsie n'ait pu être faite dans les conditions ordinaires, car ce point de doute n'en serait plus un. Tâchons cependant d'arriver à la vérité par le raisonnement et l'interprétation clinique et nécropsique.

L'intermittence presque constante du pouls aortique et facial, le frémissement et les bruits anormaux du cœur indiquaient nécessairement une gêne dans la circulation; le rétrécissement si notable de l'aorte thoracique; l'endo-artérite si étendue de cette portion; l'état ridé, strié, cannelé du caillot; tout me fait supposer que ce caillot, pendant les intermittences de crise, était d'abord arrêté dans sa marche en avant, ou mieux sa marche rétrograde, par le rétrécissement, et qu'ensuite il venait s'ancrer, se visser, oserai-je dire, aux surfaces ridées, striées, plissées de la membrane interne.

5° *Comment, après la mort, a-t-il été trouvé en amont de ce défilé?* — Par une action toute mécanique, toute physique, qui s'est produite, soit au moment de la chute après l'assommement, soit, après ce premier ébranlement, sous l'influence de la saignée, de la suspension du train postérieur et du vide rapide qui se faisait dans les artères.

6° *Comment, pendant la vie, expliquer le mouvement de va-et-vient dont cet embolus était doué ? Comment la crise survenait-elle et comment cessait-elle ?* — Sous l'influence de l'exercice, la vitesse du sang est accélérée ; et, forcément, le dépôt qui n'est pas adhérent, suit, entraîné qu'il est, ce courant rapide. Un obstacle l'arrête : c'est la division fourchue du tronc iliaque dont il obstrue la lumière.

Mais ce bouchon fibrineux n'oblitérait peut-être pas assez complétement le calibre de l'aorte ? (tel, un bouchon mal choisi, n'empêchant pas la filtration du liquide contenu dans une bouteille couchée ou renversée) ; en sorte que, s'il en est ainsi, le sang finissait par *fuir* entre le caillot et la tunique interne du vaisseau. J'adopte d'autant mieux cette théorie que le sentiment de *vibration* que l'on éprouvait au toucher de l'aorte postérieure (ne donnant plus de pulsation pendant la durée d'une crise), me semble exprimer le passage lent et forcé du sang entre le caillot et la paroi vasculaire.

Et c'est à cette période de vibration que correspond la fin de la crise ; en effet, le sang étant retenu peu à peu et lentement, la circulation se rétablit, la vie renaît dans les membres postérieurs, et c'est alors que le malade peut se relever et que tout accident a disparu.

7° *Pourquoi l'embolus revient-il à son lieu d'élection, et comment y revient-il ?* — Les pressions sanguines antérieure et postérieure, se faisant équilibre sur les faces de l'embolus, il advient que celui-ci, spécifiquement plus dense que le sang, ne pouvant aller au-delà, rétrograde en deçà, tout comme un bouchon libre remonte du fond de l'eau à sa surface ; puis, bientôt, arrivant au rétrécissement de l'aorte, où il rencontre la surface inégale et rugueuse de la membrane interne, il s'y arrête, redevient rétrécissant, d'obturant qu'il était, et il y reste jusqu'à ce qu'une incitation nouvelle le déplace pour causer les mêmes phénomènes.

8° — Je compare cette embolie, dans sa marche irrégulière, à un curseur de thermomètre à *maxima* ou à *minima* ; ou encore, au *niveau à bulle d'air*, dans lequel la bulle oscille *ad libitum*, tout comme l'embollus qui nous occupe.

9° — Le rétrécissement de l'ouverture cardiaque est bien évident ; ces masses *rocheuses*, placées devant la *passe* même du sang, ne pouvaient que ralentir l'ondée en la faisant tourbillonner et en produisant des *remous*, pour ainsi dire ; aussi, partageons-nous l'avis de Bouillaud, qui assigne aux bruits anormaux du cœur et au frémissement artériel une entrave à la liberté de circulation par le rétrécissement des ouvertures ventriculaires et auriculo-ventriculaires.

19° — Enfin, comme dernier point d'interprétation, je dirai que l'excès de sensibilité de la colonne vertébrale était dû aux adhérences de l'aorte avec le corps des vertèbres dorsales, conséquence de l'inflammation de la séreuse.

## VIII — CONCLUSIONS.

J'ai entouré cette observation de détails longs, précis et minutieux, afin d'appeler la sérieuse attention de MM. les membres de cette savante compagnie, et de provoquer une discussion qui ne laissera pas que d'être du plus grand intérêt scientifique, sur ce point encore obscur de la pathologie vétérinaire.

Si j'ai commis des erreurs d'interprétations et d'appréciations sur l'anatomie et la physiologie pathologiques que m'a offertes ce sujet, il n'en reste pas moins incontestable que ce cheval a présenté pendant la vie les signes pathognomoniques d'une *oblitération complète, intermittente et momentanée du tronc iliaque, causée par une embolie de l'aorte postérieure, oblitération entraînant une paraplégie intermittente et momentanée.*

75363. PARIS. — Typographie de Vᵉˢ RENOU, MAULDE ET COCK, rue de Rivoli, 144.